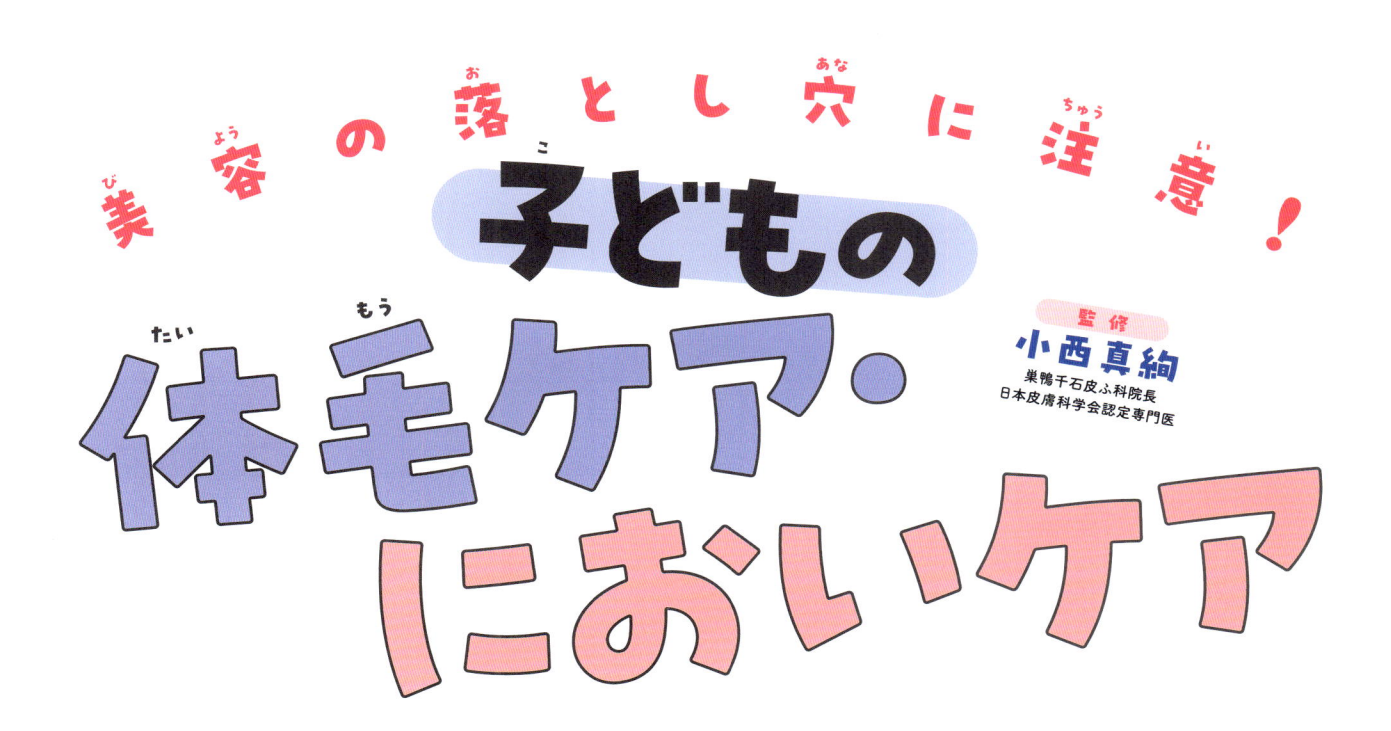

美容の落とし穴に注意！

子どもの

体毛ケア・においケア

監修
小西真絢
巣鴨千石皮ふ科院長
日本皮膚科学会認定専門医

汐文社
ちょうぶんしゃ

はじめに

10代は、体も心も変化するとき。
美容に興味を持ったり、
体のいろいろなことが気になったり、
悩んだりする人もいるでしょう。

みなさんがよく目にするインターネットやSNSには、
美容に関するさまざまな情報があふれていますが、
誤りもたくさんあります。
体のケアを誤ると、肌のトラブルなど
思わぬ「落とし穴」が待っています。
気にならない人は、そのままでよいのです。

この本では、みなさんの役に立つ情報を
たくさん載せています。
1巻では、体毛や体のにおいを、
安全にケアする方法を紹介します。
正しい知識を身につけて、
美容や体のケアを楽しみましょう。

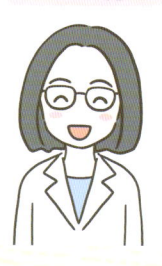

まあや先生

みなさんの
悩みや疑問に
お答えします!

もくじ

Part 1

体毛の悩みや疑問を解決！

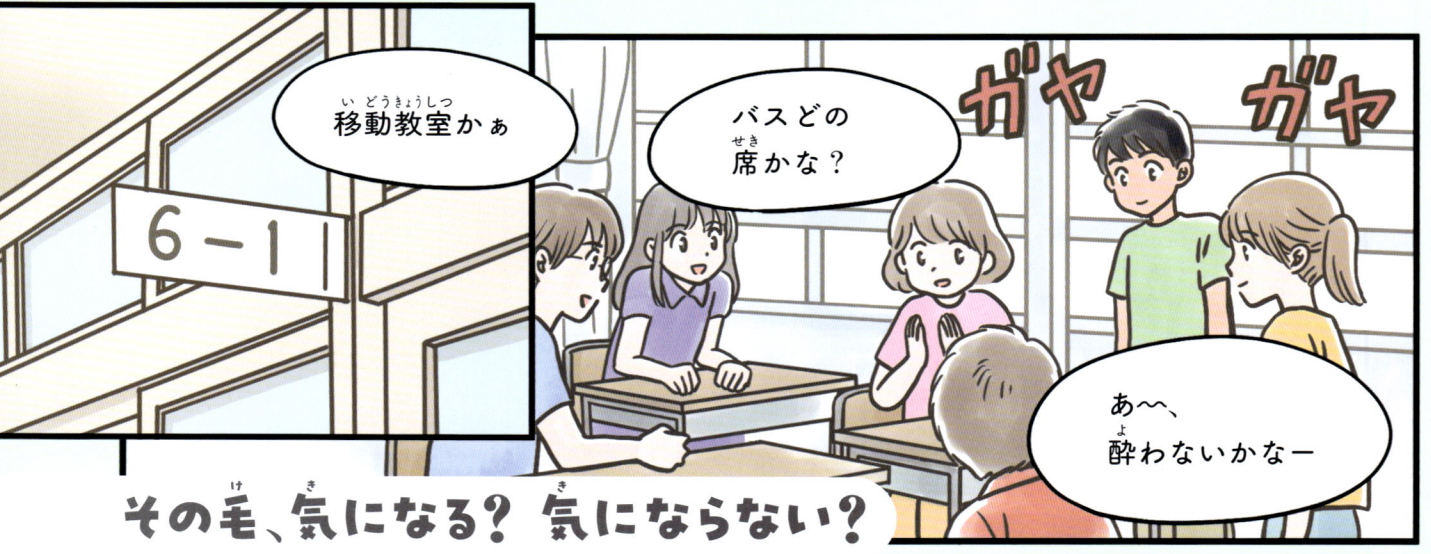

その毛、気になる？ 気にならない？

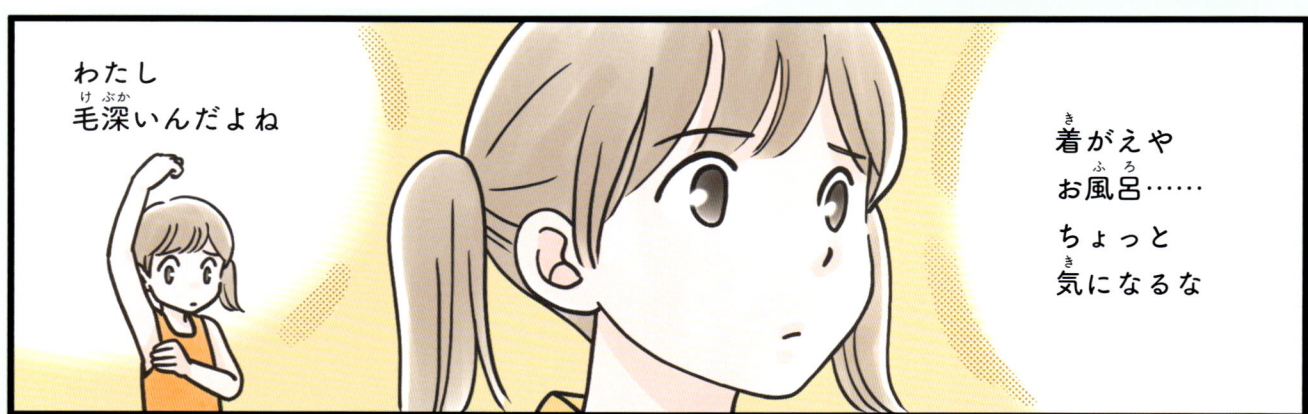

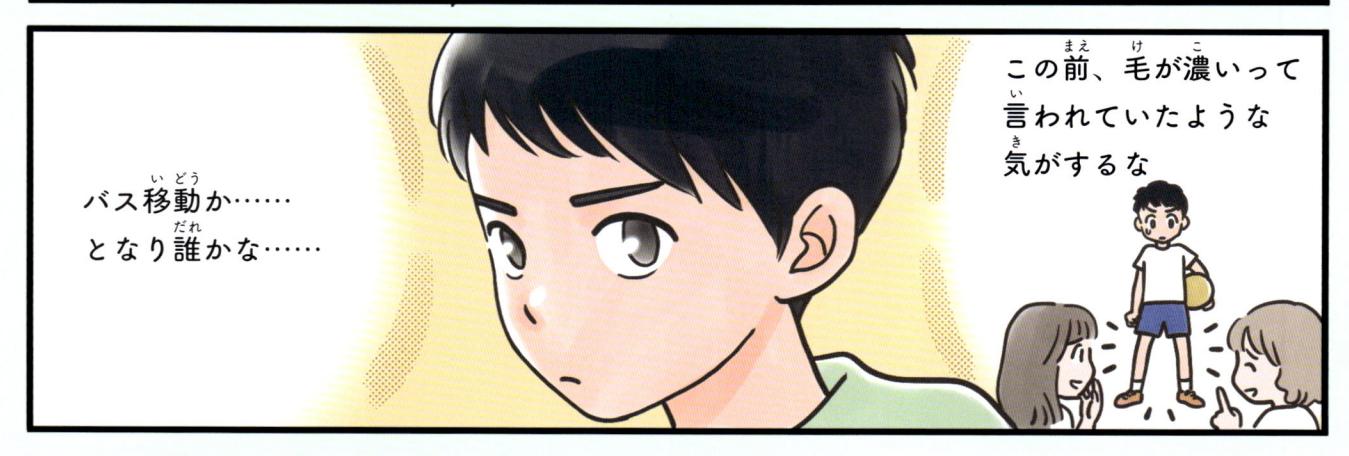

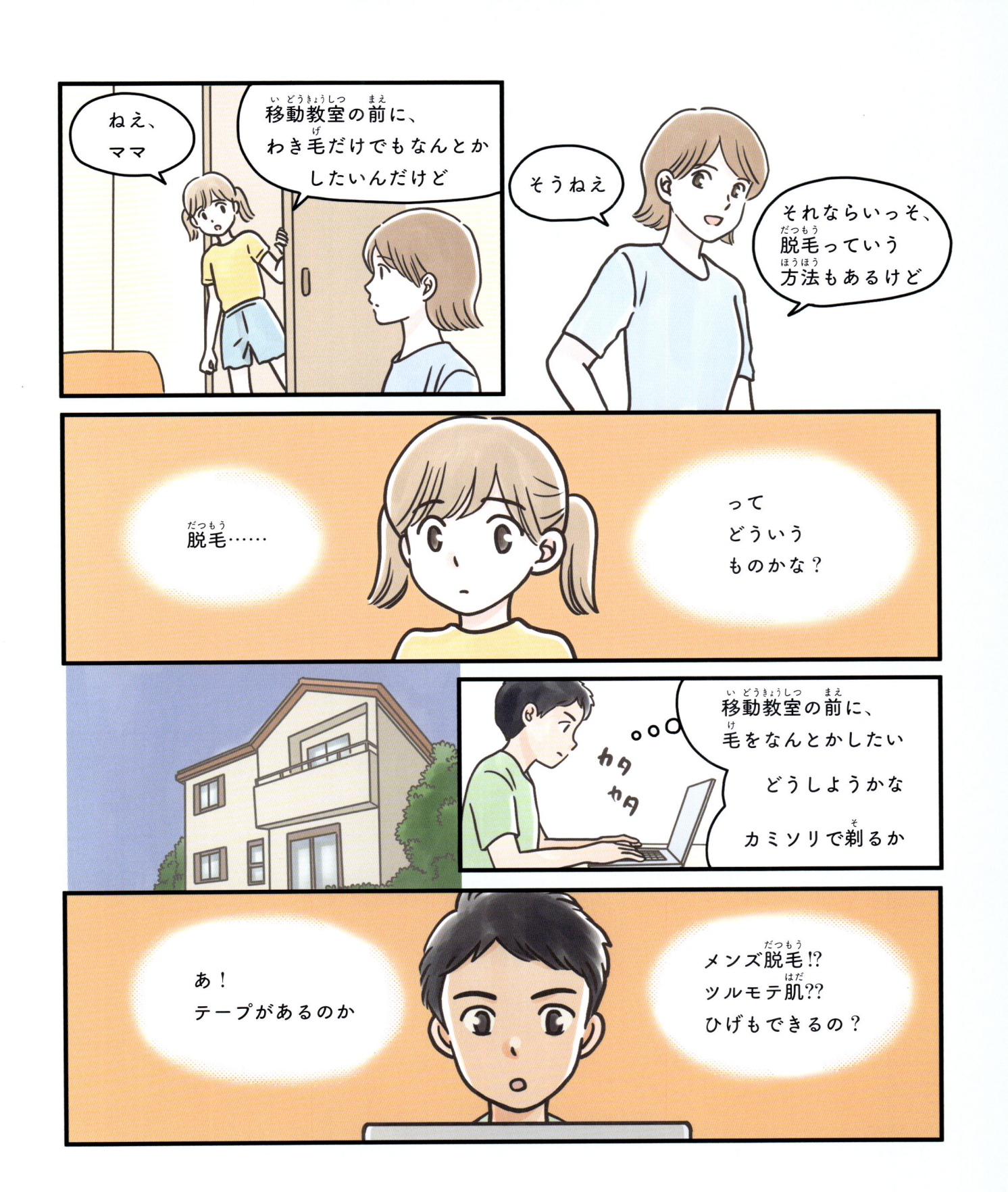

Q1 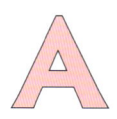 体毛ケアには、どんな方法があるの？

A 成長とともに、ひげ、わきの下、腕、足などに、今までなかった体毛が生えてきます。

気になる人は、自分に合った方法でケアしましょう。

おもな方法に、剃毛、除毛、脱毛があります。どの方法でも、ケアしたあとは必ず保湿[✐]して、清潔を保つようにしてください。もし、はれたりかゆみが出たりしたら、すぐに皮ふ科へ！

✐ メモ
保湿
皮ふの水分を補ったり、水分の蒸発を防いだりして、皮ふの湿度を一定に保つこと。

Q2 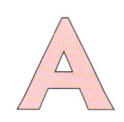 剃毛とは？

A 生えている毛を剃り落とします。カミソリは刃が直接肌に当たるので、傷を作りやすく、時に血まみれになることも！ 肌をけずってしまう心配が少ない、小型の電気シェーバー[✐]がおすすめです。乾いた肌に軽く当て、ゆっくりとすべらせるように動かします。

グイグイ押しつけたり、何度も同じところを剃ったりするのは肌を痛めるので気を付けて。

✐ メモ
電気シェーバー
男性のひげそり用でも体に使える場合があるが、子どもの体毛を剃るなら、ペンシル型の細いタイプが安全で使いやすい。1000円くらいからある。家族で使えるので相談してみよう。

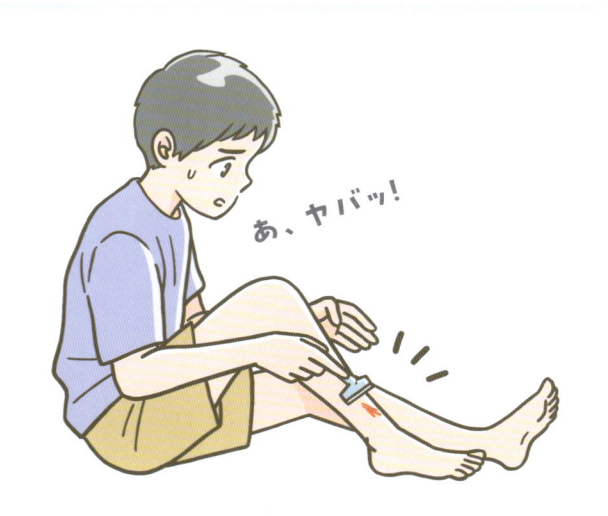

あ、ヤバッ！

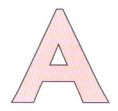 **Q3 除毛とは？**

化学的に体毛を溶かして取り除きます。除毛したいところに、クリーム状やペースト状、あわ状の除毛剤をぬり、時間がきたら洗い流します。薬剤を直接ぬるので、肌荒れなどを起こすことがあります。説明書をよく読み、使ってはいけない場所（顔や傷のある部位ほか）や用法・容量など、使用上の注意を守って使いましょう。

使う前にパッチテスト［✎］をして、自分の肌に合うかどうかも確認してください。

✎ **メモ**

パッチテスト

薬剤や化粧品を使ってかぶれなどのトラブルが起こらないかを調べること。少量を目立たないところにぬり、説明書通りの時間をおいて、何も起こらなければ使ってOK。

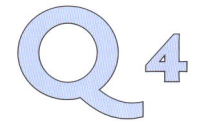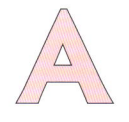 **Q4 脱毛とは？**

✎ **メモ**

レーザー

レーザーには強い光がまっすぐ進む特性がある。肌の表面に当てると、皮ふの中にある発毛組織に熱でダメージを与え、毛が生えない状態にする（また生える可能性もある）。

毛根から毛をなくします。毛抜きで1本ずつ抜く。あるいはワックスやジェルをぬったり、テープを貼って一気にはがし、毛を抜きます。どちらも痛いし肌にも負担がかかります。炎症を起こすこともあるので注意が必要です。

また、レーザー［✎］を使って毛が生えないようにする方法もあります。医療機関などで専門家が行うもので、保護者の同意が必要です ►P.10。

肌のトラブルは、時間がたつと悪化します。治りが遅くなったり、あとが残ったりすることも。気付いたら早めに診察を！

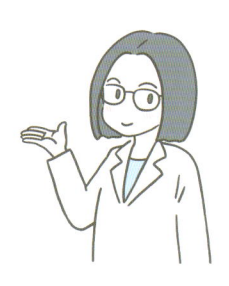

Q5 体毛はなんのためにあるの？

体毛の変化

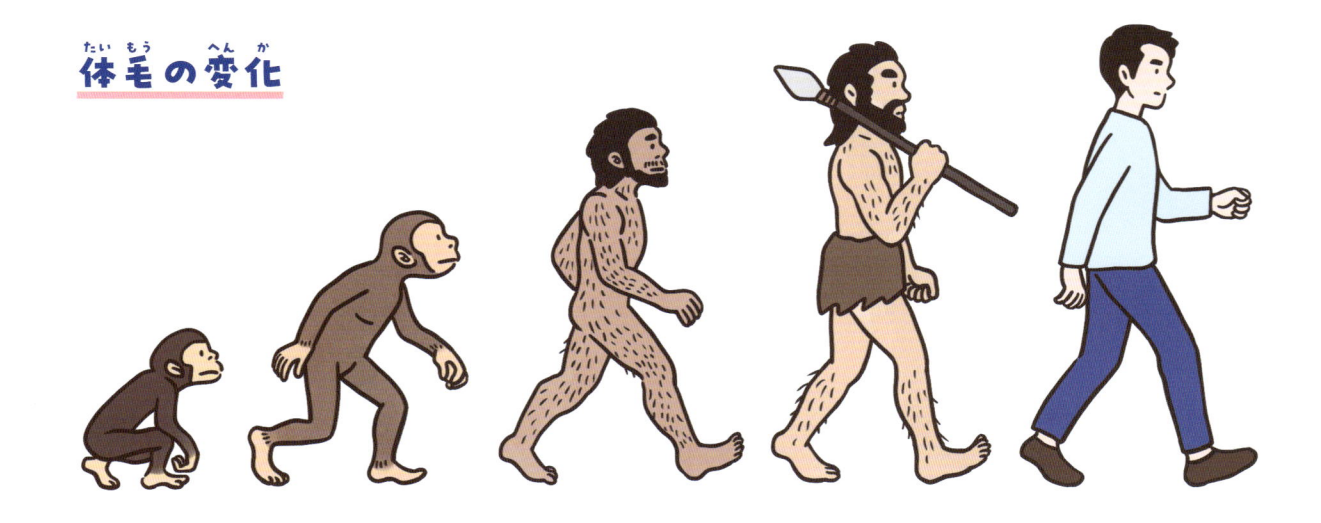

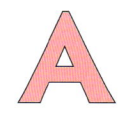

体を守るためです。体毛には、外からの刺激（紫外線やまさつ、衝撃）をやわらげたり、ゴミやウイルスなどが体内に入りこむのを防いだりする**バリア機能**[✎]があります。また、体温や皮ふの湿度を調節する役割もあります。体毛を「ムダ毛」と考えるのはまちがっています。

人類の祖先は、身を守るために、体の大部分が濃い毛でおおわれていました。衣服をまとうなど進化していく間に、不要な体毛が退化していったと考えられています。

機能的な下着や服を身につけるようになった現代では、必要がないと感じる体毛が増えてきたのかもしれません。

✎ メモ

体毛のバリア機能

頭髪——外部の衝撃から脳を守るクッションの役割。

まゆ毛——汗やゴミなどから目を守る役割。

まつ毛——目にゴミやほこりが入るのを防ぎ、病気や眼球の傷つきを予防する役割。

鼻毛——空気中のゴミやウイルスを取り込まないようなフィルターの役割。

陰毛——生殖器の保護と異物やゴミが入らないようガードする役割。

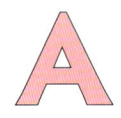# <ruby>体毛<rt>たいもう</rt></ruby>はどこに<ruby>生<rt>は</rt></ruby>えるの？

A <ruby>毛<rt>け</rt></ruby>が<ruby>生<rt>は</rt></ruby>える<ruby>場所<rt>ばしょ</rt></ruby>や<ruby>濃<rt>こ</rt></ruby>さは、ひとりひとりちがいます。<ruby>生<rt>は</rt></ruby>えない<ruby>人<rt>ひと</rt></ruby>もいます。<ruby>思春期<rt>ししゅんき</rt></ruby>[✎]を<ruby>迎<rt>むか</rt></ruby>える<ruby>頃<rt>ころ</rt></ruby>になると、<ruby>今<rt>いま</rt></ruby>までなかったところに<ruby>毛<rt>け</rt></ruby>が<ruby>生<rt>は</rt></ruby>えてきたり、<ruby>濃<rt>こ</rt></ruby>くなったりすることもあります。

✎ **メモ**

<ruby>思春期<rt>ししゅんき</rt></ruby>
<ruby>子<rt>こ</rt></ruby>どもが<ruby>大人<rt>おとな</rt></ruby>に<ruby>成長<rt>せいちょう</rt></ruby>していく<ruby>上<rt>うえ</rt></ruby>で、<ruby>体<rt>からだ</rt></ruby>と<ruby>心<rt>こころ</rt></ruby>が<ruby>大<rt>おお</rt></ruby>きく<ruby>変化<rt>へんか</rt></ruby>する<ruby>時期<rt>じき</rt></ruby>。<ruby>始<rt>はじ</rt></ruby>まりも<ruby>終<rt>お</rt></ruby>わりも<ruby>人<rt>ひと</rt></ruby>それぞれで、<ruby>数年間<rt>すうねんかん</rt></ruby><ruby>続<rt>つづ</rt></ruby>く。

<ruby>思春期<rt>ししゅんき</rt></ruby>に<ruby>変化<rt>へんか</rt></ruby>する<ruby>体毛<rt>たいもう</rt></ruby>

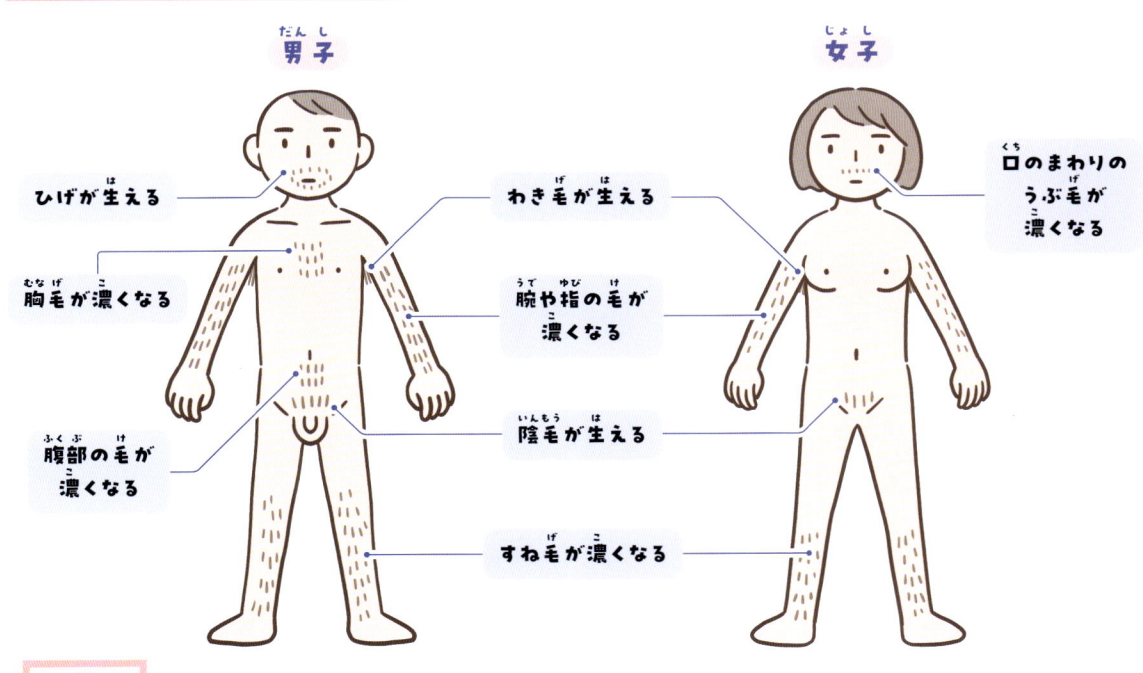

<ruby>男子<rt>だんし</rt></ruby>

- ひげが<ruby>生<rt>は</rt></ruby>える
- <ruby>胸毛<rt>むなげ</rt></ruby>が<ruby>濃<rt>こ</rt></ruby>くなる
- <ruby>腹部<rt>ふくぶ</rt></ruby>の<ruby>毛<rt>け</rt></ruby>が<ruby>濃<rt>こ</rt></ruby>くなる
- わき<ruby>毛<rt>げ</rt></ruby>が<ruby>生<rt>は</rt></ruby>える
- <ruby>腕<rt>うで</rt></ruby>や<ruby>指<rt>ゆび</rt></ruby>の<ruby>毛<rt>け</rt></ruby>が<ruby>濃<rt>こ</rt></ruby>くなる
- <ruby>陰毛<rt>いんもう</rt></ruby>が<ruby>生<rt>は</rt></ruby>える
- すね<ruby>毛<rt>げ</rt></ruby>が<ruby>濃<rt>こ</rt></ruby>くなる

<ruby>女子<rt>じょし</rt></ruby>

- <ruby>口<rt>くち</rt></ruby>のまわりの<ruby>うぶ毛<rt>げ</rt></ruby>が<ruby>濃<rt>こ</rt></ruby>くなる

コラム

<ruby>伸<rt>の</rt></ruby>びる<ruby>毛<rt>け</rt></ruby>、<ruby>抜<rt>ぬ</rt></ruby>ける<ruby>毛<rt>け</rt></ruby>

○ <ruby>体毛<rt>たいもう</rt></ruby>は、<ruby>伸<rt>の</rt></ruby>びてきたり<ruby>抜<rt>ぬ</rt></ruby>けたり<ruby>生<rt>は</rt></ruby>えかわったりする。この<ruby>成長<rt>せいちょう</rt></ruby>と<ruby>変化<rt>へんか</rt></ruby>のサイクルを<ruby>毛周期<rt>もうしゅうき</rt></ruby>という。<ruby>部位<rt>ぶい</rt></ruby>によってサイクルが<ruby>異<rt>こと</rt></ruby>なり、たとえば、<ruby>髪<rt>かみ</rt></ruby>は2〜6<ruby>年<rt>ねん</rt></ruby>、まゆ<ruby>毛<rt>げ</rt></ruby>は1〜2か<ruby>月<rt>げつ</rt></ruby><ruby>伸<rt>の</rt></ruby>びる。

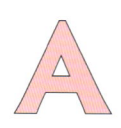

Q7 専門家の脱毛は、どこで受けられるの?

A　ネットや雑誌、電車やバスの中、いろいろなところで「永久脱毛」や「メンズ脱毛」、「全身脱毛」「エステ脱毛」などの文字を目にします。専門家の脱毛を受けたいと思っても、どこに行ったらいいのか迷いますね。

　脱毛には、皮ふ科や美容外科などの**医療機関**[✎]で行う医療脱毛、エステサロンや脱毛サロンなどの**美容サロン**[✎]で行う美容脱毛があります。使う機材や施術の内容が異なるので、効果や料金、期間もちがいます。ホームページで調べたり、問い合わせたり、家族に相談したりして、自分の希望に合ったところを見つけてください。未成年者が脱毛するには、保護者の同意が必要です。

　施術の料金や支払い方法は各所で異なるので、保護者といっしょにしっかり確認しましょう。

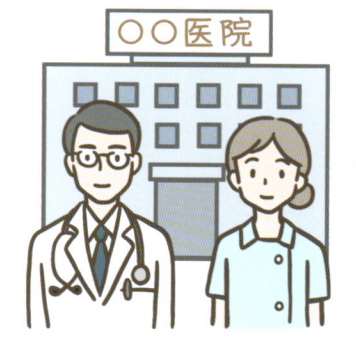

医療機関
医療脱毛が
受けられる

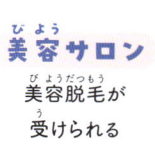

美容サロン
美容脱毛が
受けられる

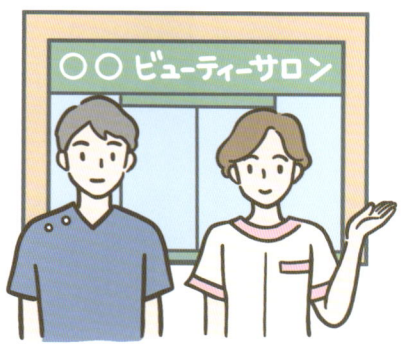

✎ メモ

医療機関・美容サロン
医療機関は、病院、医院、クリニックなど。美容サロンはエステサロン、ヘアサロン、脱毛サロンなど。

コラム

医療機関と美容サロンのちがい

● 医療機関は医療行為ができる。専門的な知識を持った医師や看護師が診察、治療、施術などに対応する。脱毛は医療用の機器を使って行う。

● 美容サロンは医療行為はできない。美容用の機器を使用し、サロンスタッフが美容に関連するさまざまなサービスを行う。

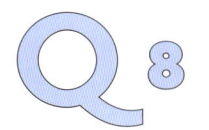 **医療脱毛とは？**

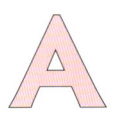 厚生労働省に許可されたパワフルな医療レーザーを使って行います。発毛組織をレーザーで破壊することで、半永久的に毛が生えない状態にします。「**永久脱毛**[🖊]」とも言われます。

毛が生えかわるタイミング ►P.09 コラム に合わせて複数回受ける必要があり、完了まで1〜2年かかることもあります。

🖊 **メモ**

永久脱毛

施術を行ったあとに生えてくる毛の本数が以前より減り、その状態が長い期間続くこと。米国電気脱毛協会によれば「最終脱毛から1か月後の毛の再生率が20％以下である脱毛法」と定義されている。永久に1本も毛が生えてこないということではない。

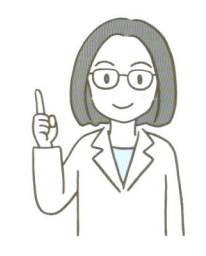

体が成長する思春期は、毛の状況も変化するので、脱毛してもまた生えてくる可能性があります

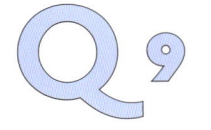 **美容脱毛とは？**

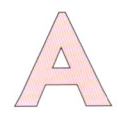 美容サロンでは、医療機関と同じようなパワフルなレーザー機器は使えません。発毛組織に弱いエネルギーの光を当ててダメージを与え、毛を減らしたり発毛をおさえたりする方法で、「光脱毛」などとも言われています。完了まで、医療脱毛より回数が多く、期間も長くなります。半永久的な効果はなく、完了後も時間がたつとまた生えてきます。

脱毛方法のちがい

医療脱毛

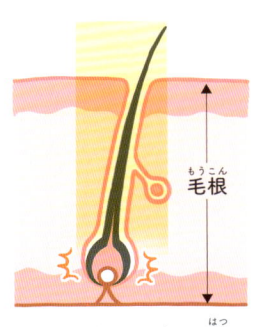

毛根

パワフルなレーザーで発毛組織を破壊する

美容脱毛

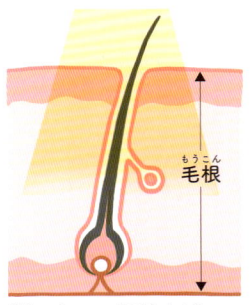

毛根

光を当てて発毛組織にダメージを与える

クリニックで脱毛 どんな感じ？

診察の流れ

① 皮ふ科で予約して
問診票に記入

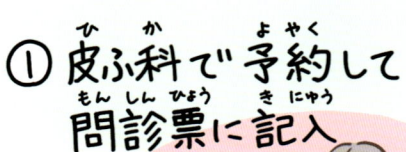

診察のときに持って来てください

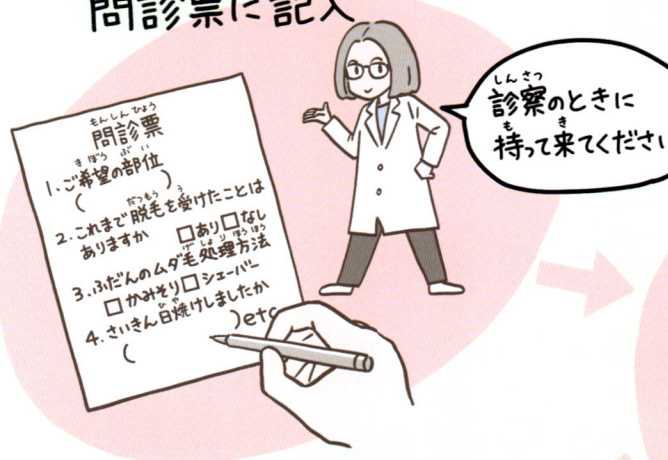

② 皮ふ科のお医者さんに
直接 診てもらって
スキンチェック

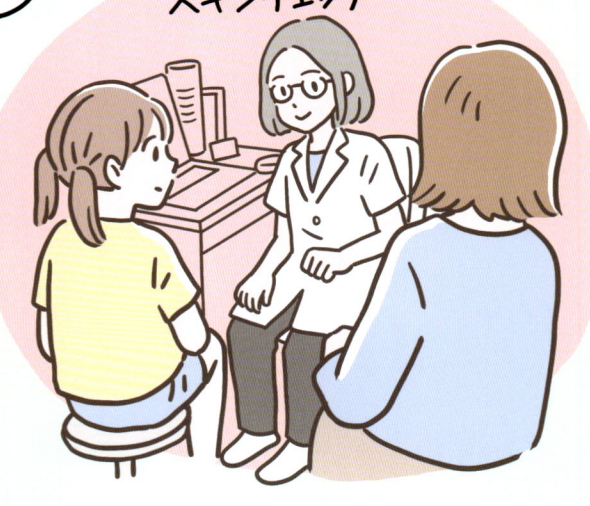

③ カウンセリング

いたいですか？

どのくらいかかりますか？

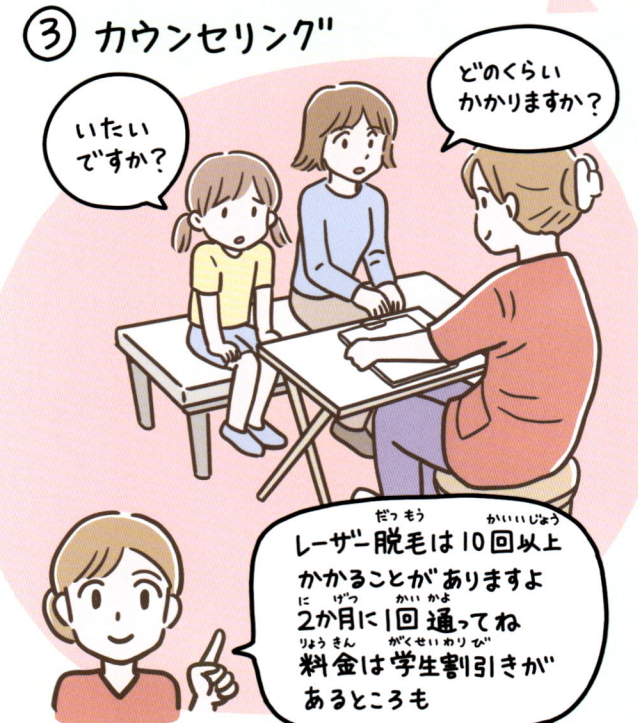

レーザー脱毛は10回以上かかることがありますよ
2か月に1回 通ってね
料金は学生割引きがあるところも

④ 後日に施術

。きほんてきに一人で受ける

ちょっとドキドキ…

下着はつけていてOK
ラップタオルをかしてくれる

目を保護するため
目かくしをする

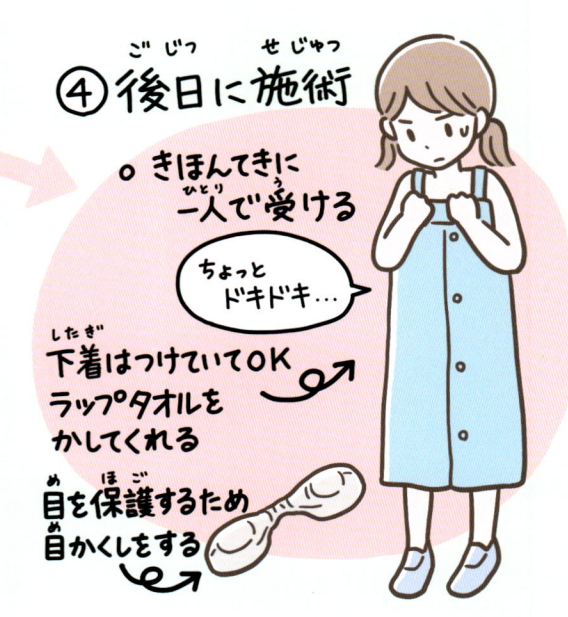

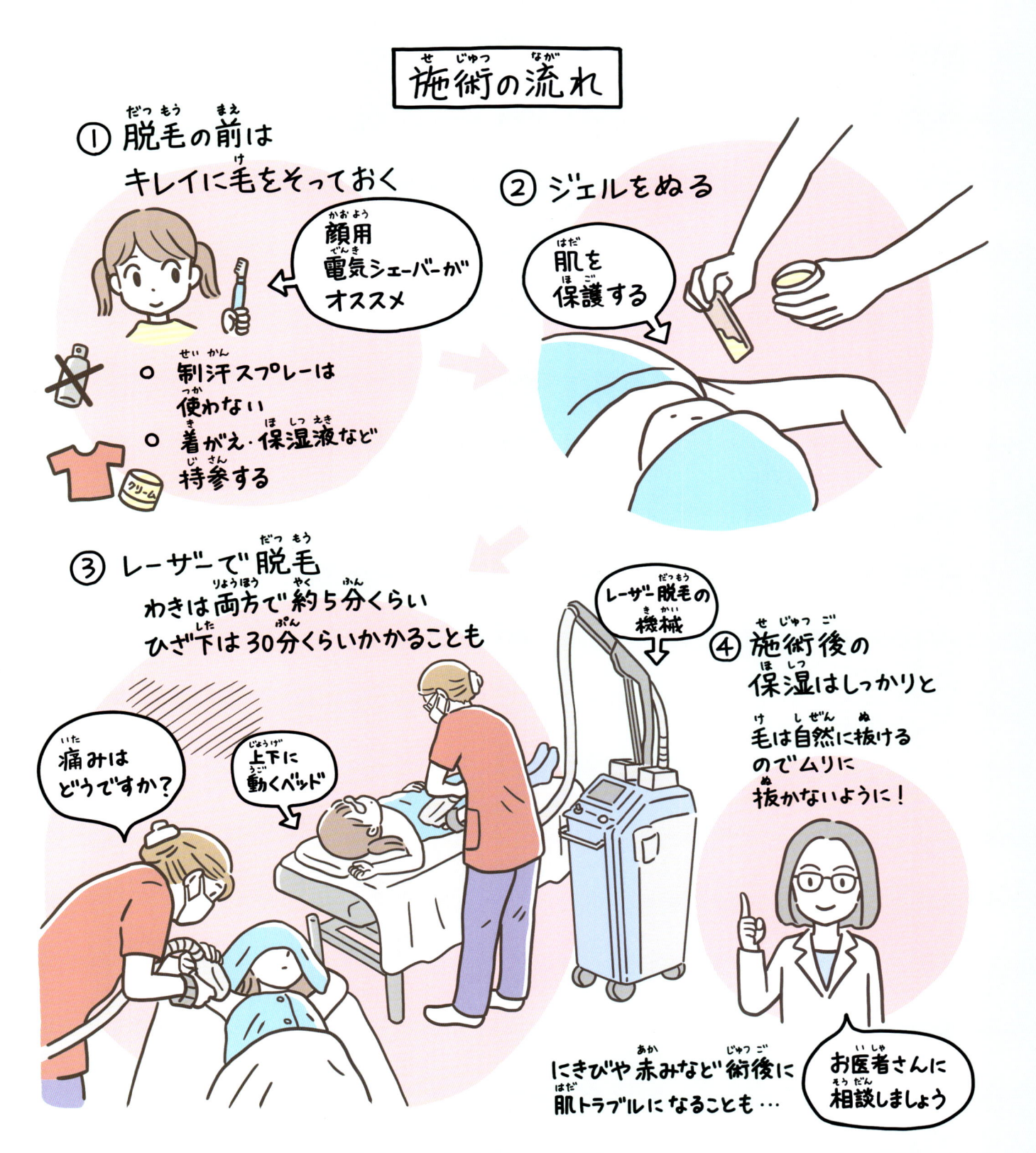

施術の流れ（せじゅつのながれ）

① 脱毛（だつもう）の前（まえ）はキレイに毛（け）をそっておく

顔用（かおよう）電気（でんき）シェーバーがオススメ

- 制汗（せいかん）スプレーは使（つか）わない
- 着（き）がえ・保湿液（ほしつえき）など持参（じさん）する

② ジェルをぬる

肌（はだ）を保護（ほご）する

③ レーザーで脱毛（だつもう）
わきは両方（りょうほう）で約（やく）5分（ふん）くらい
ひざ下（した）は30分（ぷん）くらいかかることも

痛（いた）みはどうですか？

上下（じょうげ）に動（うご）くベッド

レーザー脱毛（だつもう）の機械（きかい）

④ 施術後（せじゅつご）の保湿（ほしつ）はしっかりと
毛（け）は自然（しぜん）に抜（ぬ）けるのでムリに抜（ぬ）かないように！

にきびや赤（あか）みなど術後（じゅつご）に肌（はだ）トラブルになることも…

お医者（いしゃ）さんに相談（そうだん）しましょう

＊ここで紹介（しょうかい）したのは医療脱毛（いりょうだつもう）の一例（いちれい）です。使用（しよう）する機材（きざい）によりジェルの使用（しよう）の有無（うむ）のほか、各医療機関（かくいりょうきかん）で施術（せじゅつ）の流（なが）れが異（こと）なる場合（ばあい）があります

Q10 カウンセリングって何をするの？

A クリニックやサロンで脱毛の契約をする前に担当の人（看護師や美容スタッフ）と話し合いを行います。保護者といっしょに受けましょう。

まず、わきの下、足、ひげ、全身など希望する部位や肌の状態を<u>問診票</u>［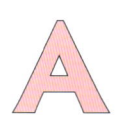］に記入し、医師の診察または美容スタッフによる肌チェックを受けます。その後、脱毛を行う上での注意点を確認していきます。脱毛の仕組み、効果や期間、料金、肌トラブルのリスク、トラブルが起こった際の対応などの説明は、メモを取りながら聞きましょう。わからないところや不安なところがあったら、この場で質問してクリアにしておくことが大事です。

カウンセリング後、「思ったより時間やお金がかかる」「ひとりで受けるのが心配」など、迷ったり悩んだりすることもあるでしょう。「やっぱりやめます」と言っても大丈夫ですよ。

✎ メモ

問診票

カウンセリングシートという場合もある。施術前に、受ける人の肌や健康状態など聞いておきたいことをまとめたもの。

コラム

問診票のおもな内容（脱毛の場合）

- 名前、生年月日などの個人情報
- 希望する脱毛部位
- これまで脱毛を受けたことがあるか
- 普段、どのように手入れしているか
- アレルギーや傷、ニキビなどの肌トラブルがあるか
- 大きな病気にかかったことがあるか

＊施術先によって内容はかわります

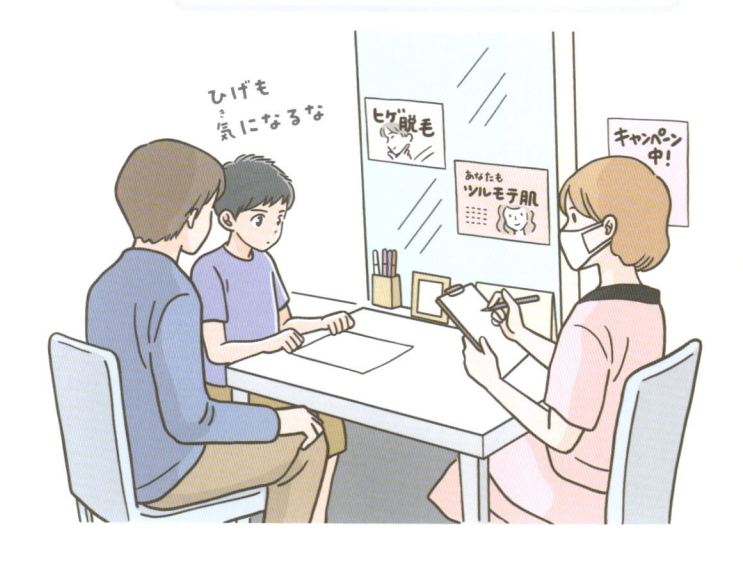

Q11 痛みはあるの？

A　医療脱毛も美容脱毛も、発毛組織にダメージを与える方法なので、多少の痛みはあります。感じ方は人それぞれですが、美容脱毛は弱い光を当てるので、医療脱毛に比べて痛みも弱いと言われています。

施術中に痛かったらガマンしないで伝えましょう。

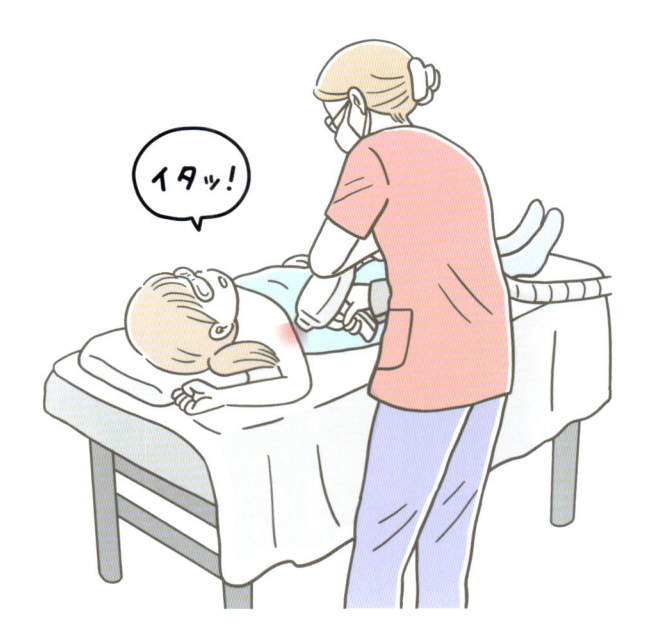

イタッ！

Q12 施術後は、どうしたらいいの？

A　脱毛したところは、**クリームやローション**[✎]などでしっかり保湿しましょう。直後に赤みやヒリヒリ感、かゆみ、ほてりなどがあっても、次第に落ちつきます。

血流がよくなると肌トラブルが起きやすいので、当日は激しい運動やお風呂などはさけます。脱毛したところがこすれたり、当たったり、日焼けしないように気を付けましょう。

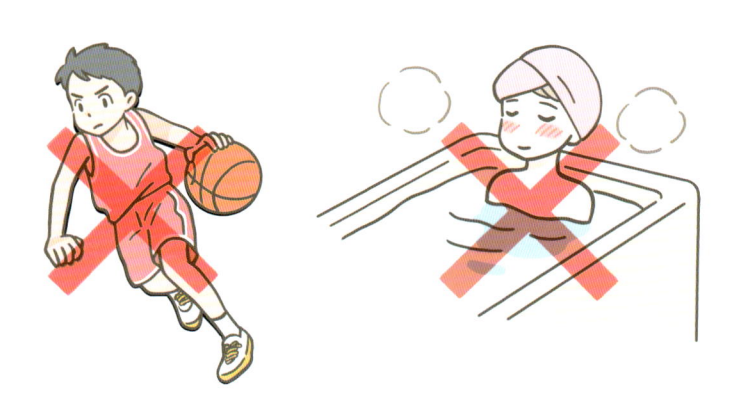

✎ メモ

クリーム・ローション
クリームは油分が多く、肌の湿気を閉じ込める働きをする。ローションは水分量が多く、ベタつかず、肌をうるおす働きをする。

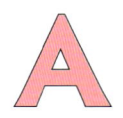

Q13 肌トラブルが起こったらどうするの？

A 施術後、強い赤みやヒリヒリ感、しっしん、かゆみや痛み、水ぶくれなど、軽いやけどのようなトラブルが起こることがあります。また、脱毛した毛穴がニキビのようになる毛嚢炎が出る場合もあります。トラブルが起こったら、皮ふ科など専門の医師に相談しましょう。

医療脱毛は、施術した医療機関の医師が対応しますが、美容脱毛では、サロンでの診察や治療はできません。カウンセリングの際に、肌トラブルが起こったときの対応も確認しておくと安心ですね。

だいじょうぶ
かなぁ

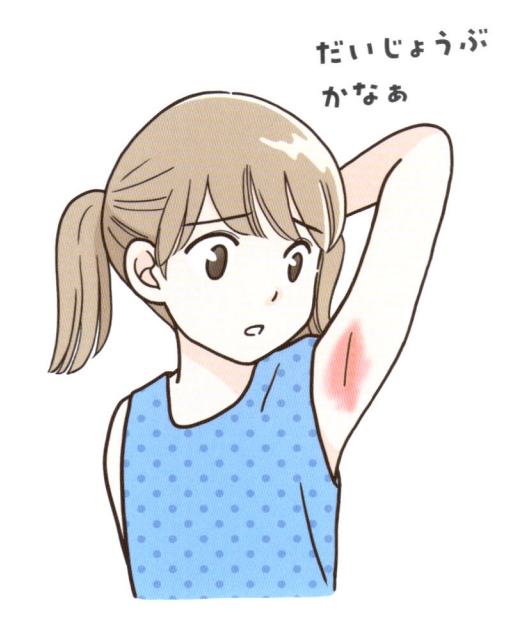

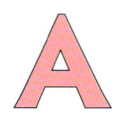

Q14 すぐに診察に行けないときは？

A 皮ふ科が遠かったり、時間がなくて行けない場合は、**オンライン診療**[✎]を利用する方法もあります。全国どこからでも受診でき、薬も郵送などで受け取れます。基本的に保護者といっしょに受診します。相談しながら調べてみてください。

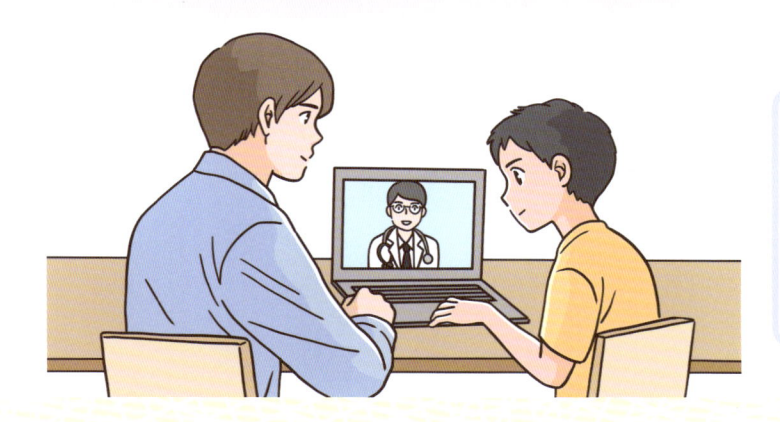

✎ **メモ**

オンライン診療

スマホやタブレット、パソコンなどを使って、自宅などにいながら医師の診察や薬の処方を受けることができる診療。

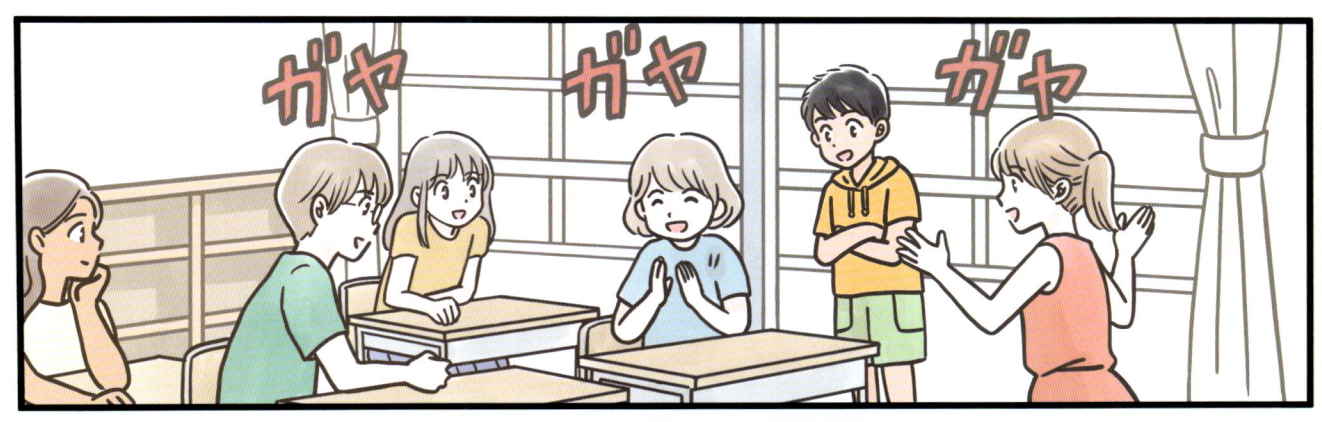

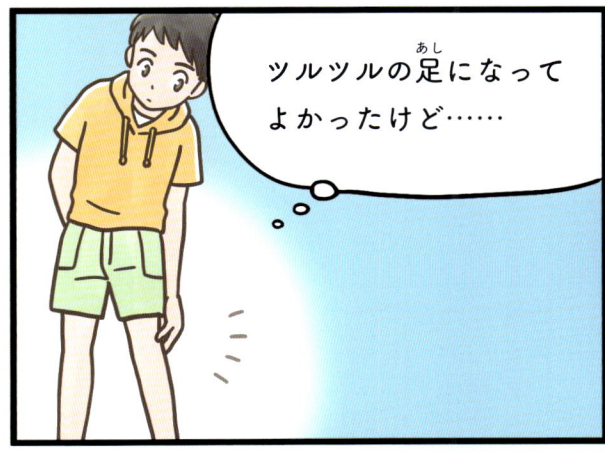

ツルツルの足になってよかったけど……

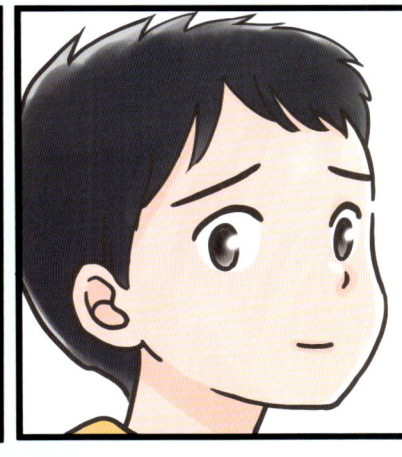

なんだか自分じゃない気がする……

生えてきたらそのままでいいや

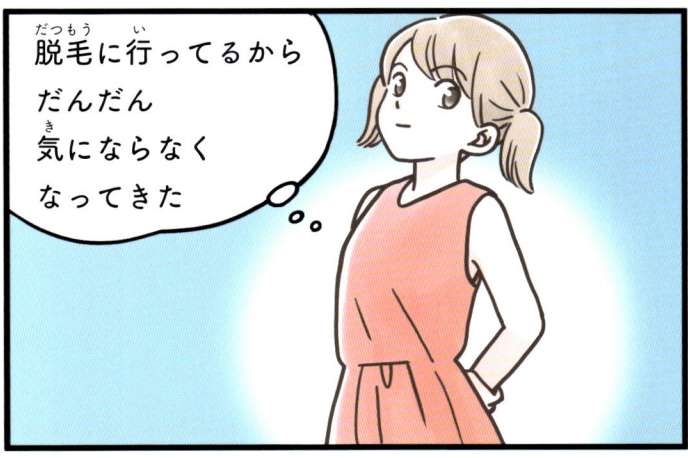

脱毛に行ってるからだんだん気にならなくなってきた

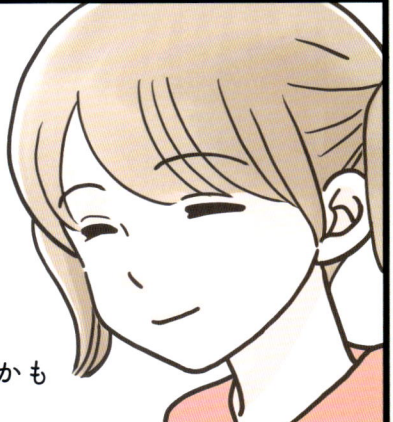

まわりの目を気にしなくていいんだ

なんだか気持ちが軽くなったかも

気になる人はケアを、気にならない人はそのままで

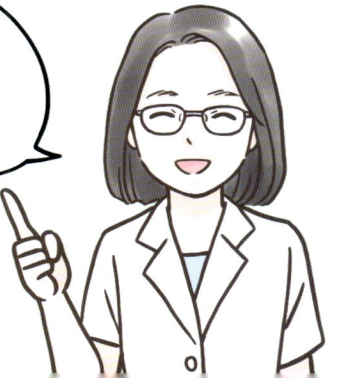

自分の気持ちを大切に！

Part 2

体臭の悩みや疑問を解決！

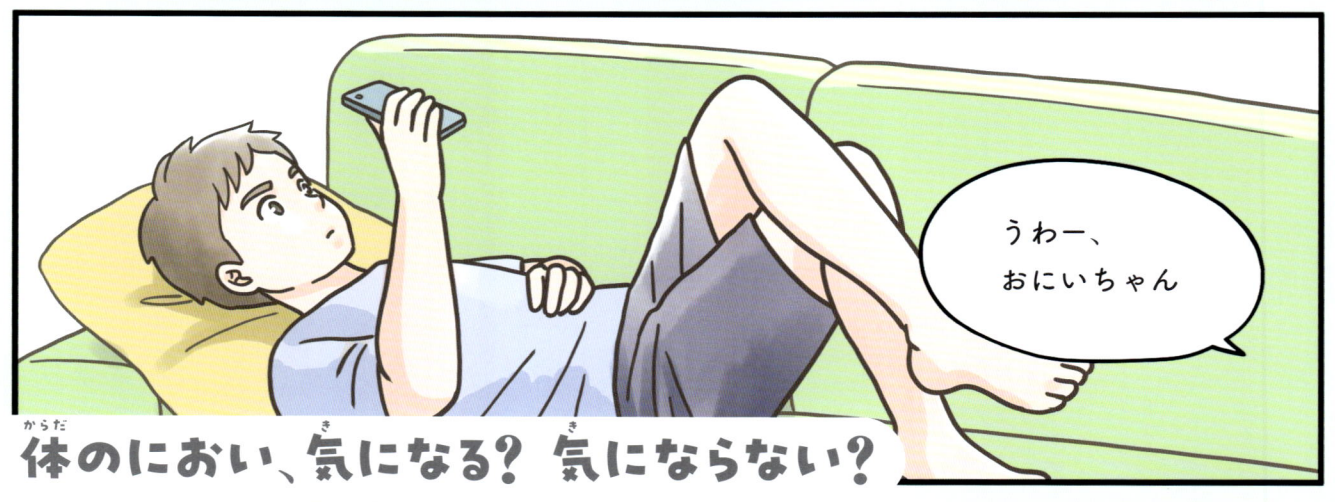

うわー、
おにいちゃん

体のにおい、気になる？ 気にならない？

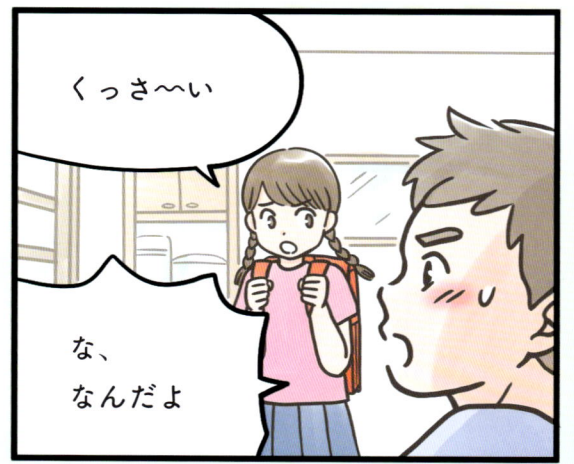

くっさ〜い

な、
なんだよ

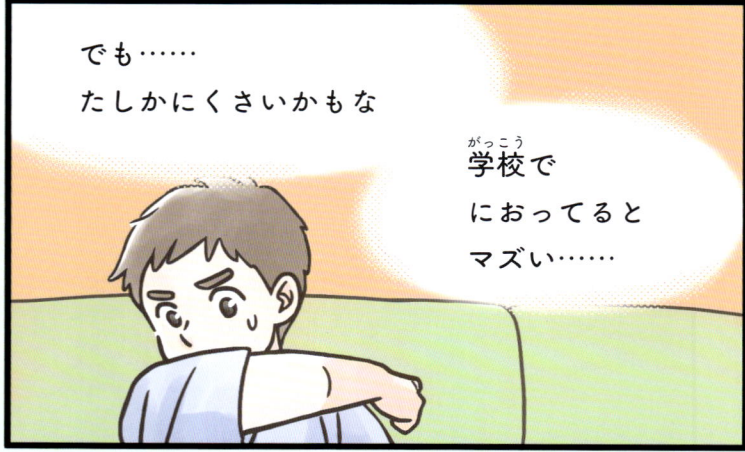

でも……
たしかにくさいかもな

学校で
におってると
マズい……

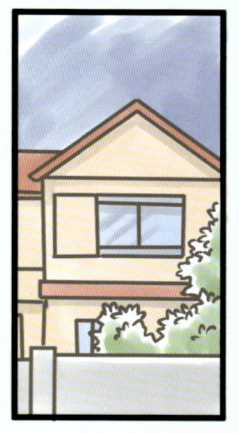

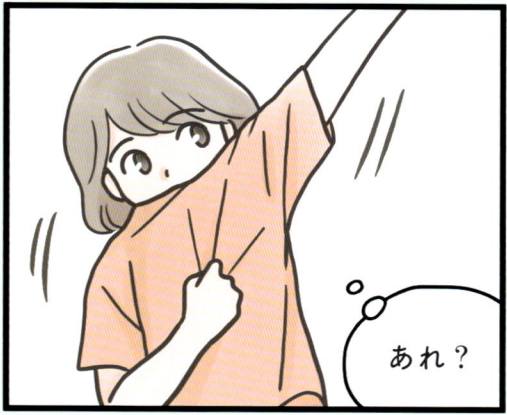

あれ？

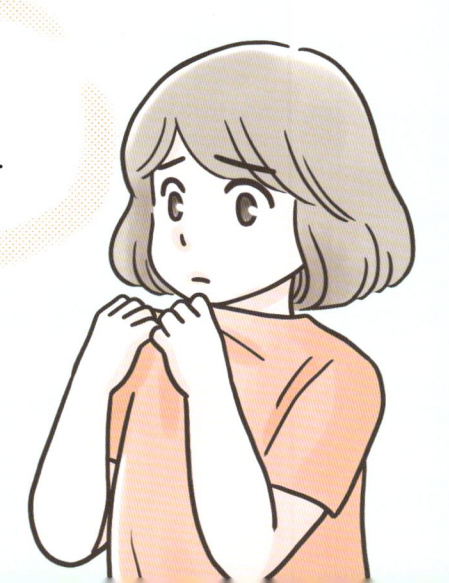

なんか
汗くさい
気がする……

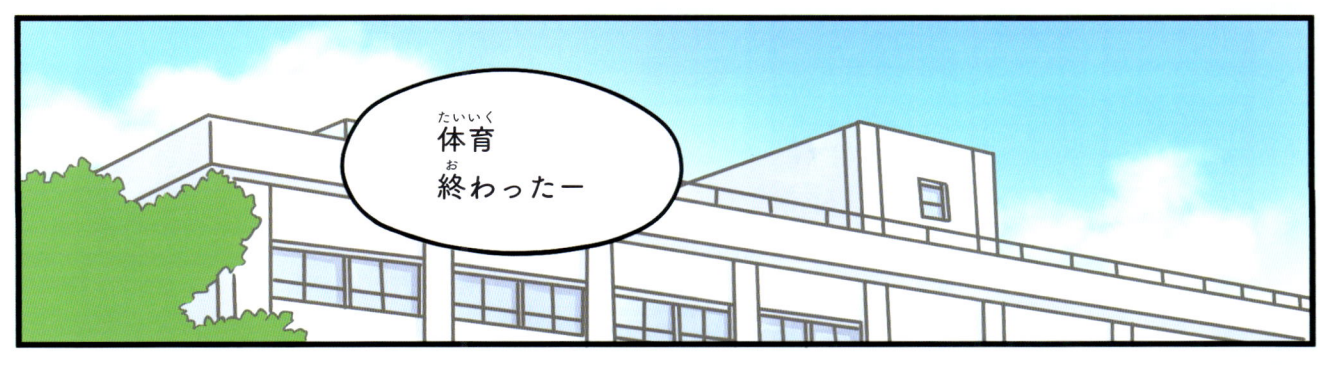

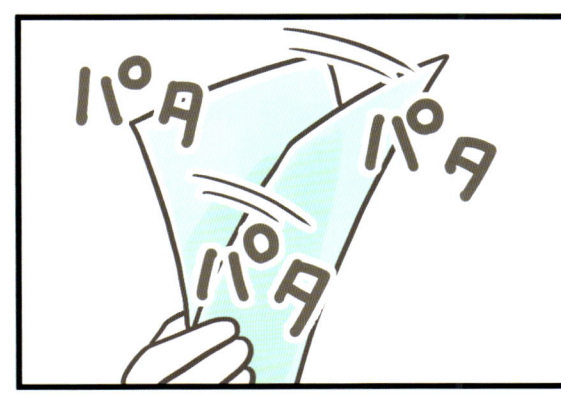

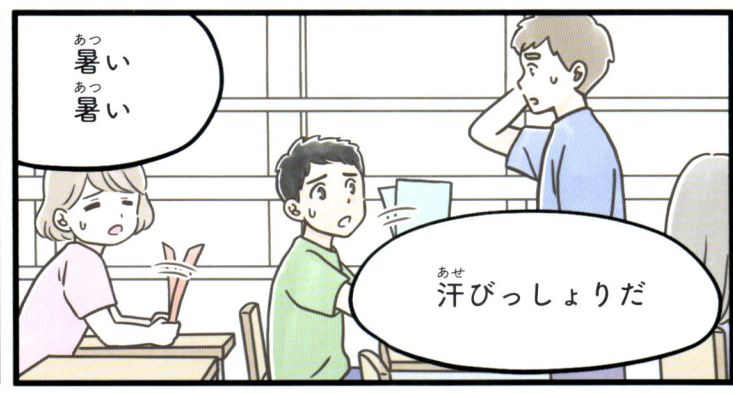

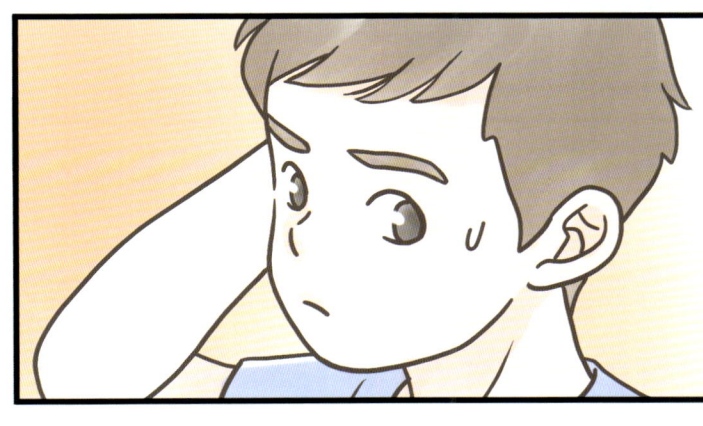

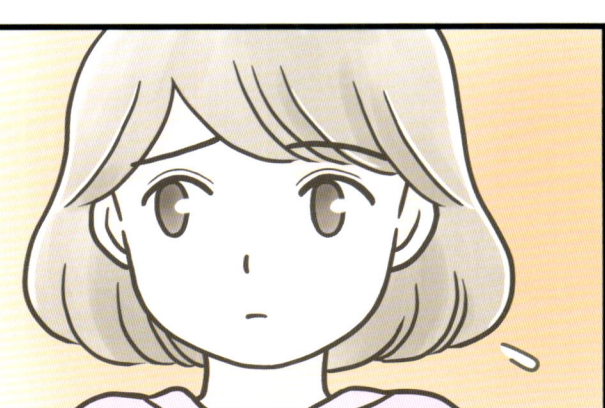

Q15 においの原因は汗？

A 　汗は無臭です。汗が**皮脂**[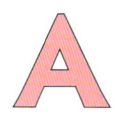]や雑菌、アカと反応して、くさいにおいになるのです。

　汗が出る汗腺は、エクリン腺とアポクリン腺のふたつあります。エクリン腺は全身にあり、透明無臭の汗が出ます。長時間放置しなければ、いやなにおいに変わることはありません。

　アポクリン腺は、わきの下や乳首、陰部や肛門のまわりなど限られたところにあり、思春期になると発達してきます。アポクリン腺から出る汗は、水分以外に、においのもとになりやすいたんぱく質や脂質、脂肪酸などの成分を含んでいます。

✎ メモ

皮脂

毛穴の中の皮脂腺から出される油脂状の物質。肌や髪をうるおし、乾燥を防ぐ役割がある。

コラム

汗腺の数

○汗が出る穴。その数は大人も子どもも同じ。日本人は230〜250万個と言われている。暑い地域に住む人ほど多い。

においの原因

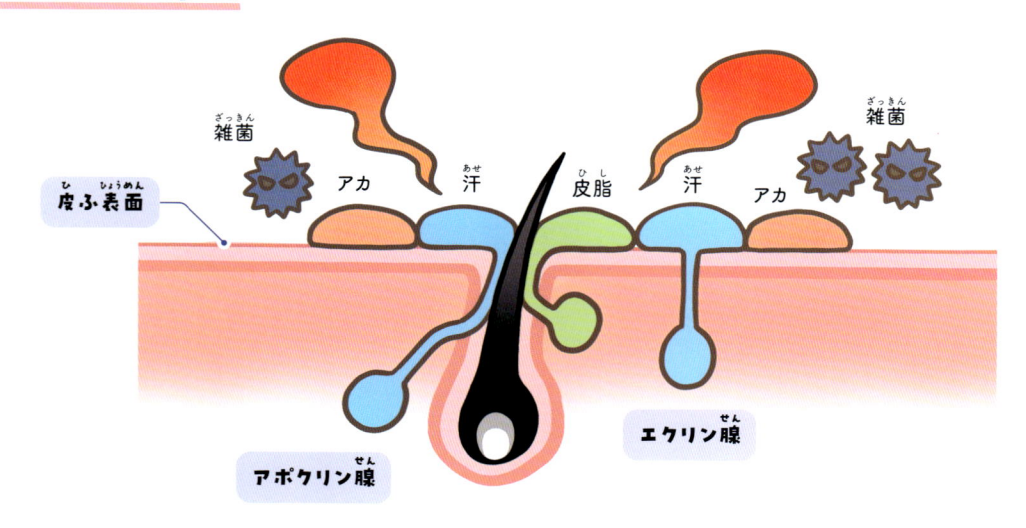

雑菌　アカ　汗　皮脂　汗　アカ　雑菌

皮ふ表面

アポクリン腺　　エクリン腺

汗＋アカ＋皮脂＋雑菌＝におい

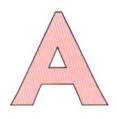 # Q16 体のにおいを防ぐにはどうすればいい？

A 清潔にすることが基本です。毎日お風呂に入って、体をきれいに洗いましょう。汗はシャワーで流すだけでもOK。においが出やすいところは、やさしくていねいに洗ってください。洗う力が強過ぎる石けんやボディソープを使ったり、力を入れてゴシゴシ洗ったりすると、肌を痛めてしまいます。

汗をかいたら、すぐにふきとることも大事です。**制汗剤**[✐]を使って、汗や細菌が増えるのをおさえるのも、におい防止に一定の効果があります。

また、汗や汚れがついた下着や服、くつ下などは、こまめに着がえたり洗濯したりしましょう。

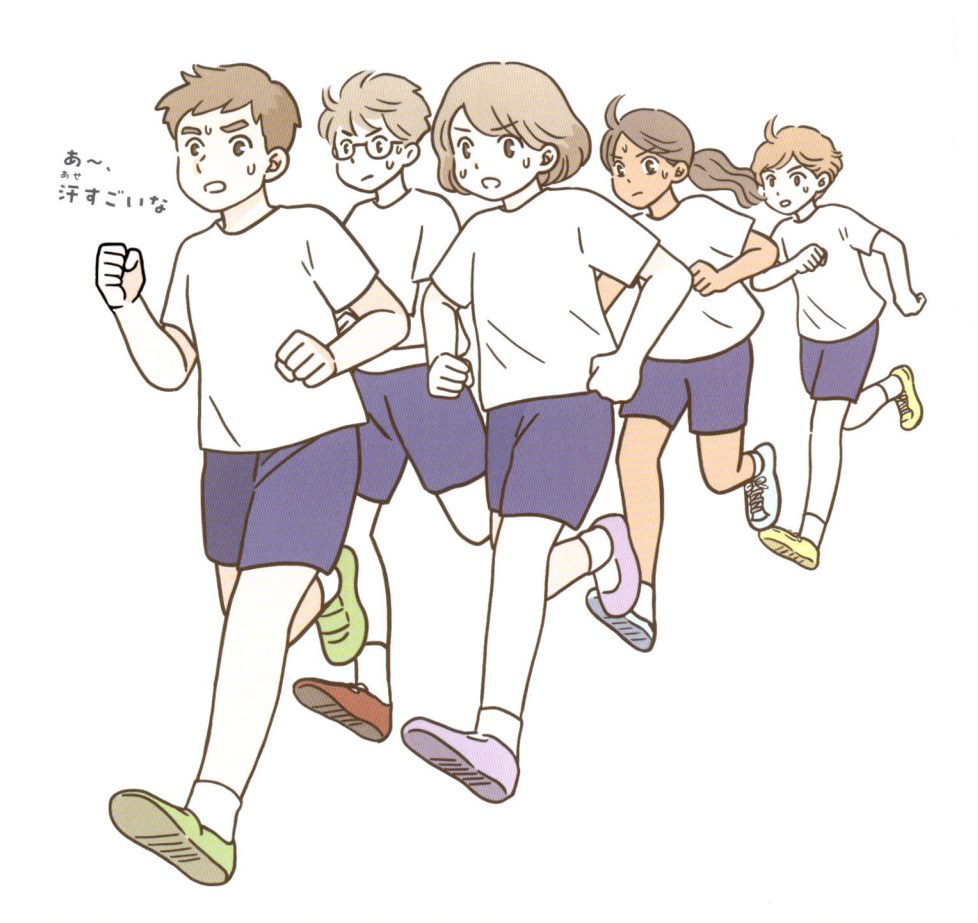

あ〜、汗すごいな

✐ **メモ**

制汗剤

汗をおさえてにおいの発生を防ぐ。スプレータイプ、スティックタイプ、ローションタイプ、ロールオンタイプ、シートタイプなどがある。

Q17 制汗剤はしょっちゅう使った方がいいの？

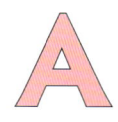

A 制汗剤の使い過ぎには注意が必要です。肌が乾燥して皮脂が多くなり、においが発生することもあります。また、含まれる成分でかぶれを起こすことも。かゆみや赤みが生じたら、かいたりさわったりせず、すぐ使用をやめて医師に相談してください。

ずっと使っていると汗が正しく出なくなり、体温調節に影響する可能性もあります。適切な使い方を心がけましょう。

トラブルで診察するときは、使っていた制汗剤を持ってきてください。
成分がわかると、スムーズな治療につながります

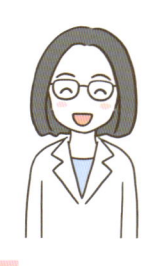

出かける前にスプレーしておこう

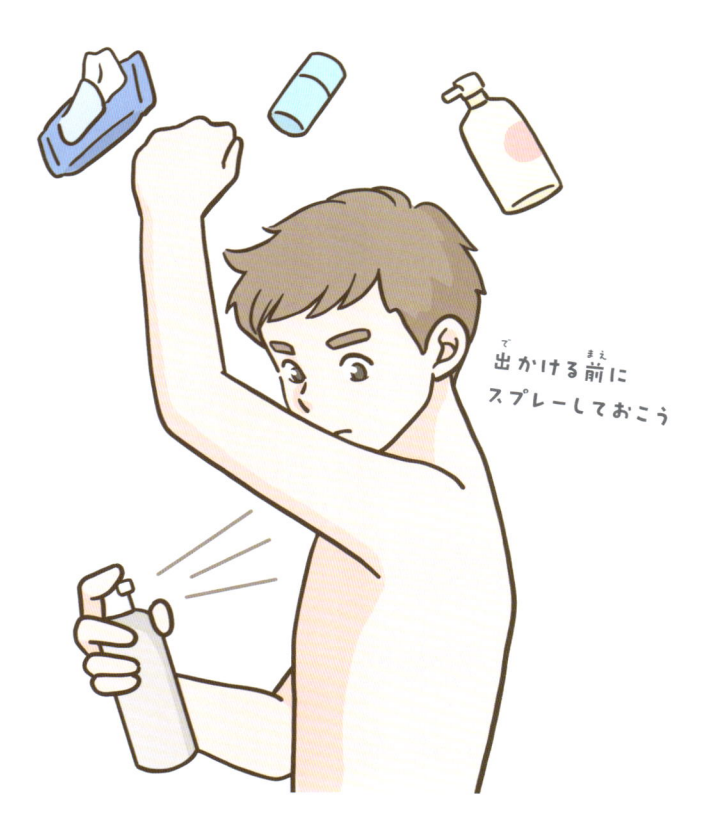

コラム

汗の役割

○ もっとも重要な役割は体温調節。気温が高くなったり、運動や病気で体温が高くなったとき、汗をかくと皮ふの上で水分が蒸発して熱がうばわれ、体温が下がる。汗をかかないと体に熱がこもり、最悪死に至る。

Q18 香り付き洗剤や消臭剤でにおいは消える？

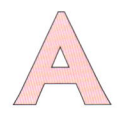

A 　香りの付いた洗剤や柔軟剤を使って洗たくした衣類には、その香りが残ります。また「○○の香り」などの消臭剤[✎]を部屋で使ったり、スプレーを吹きかけた服を着たりすることで、気になるにおいが目立たなくなって安心するかもしれませんが、体のにおいは消えません。

　自分にとっていい香りでも、まわりには苦手な人もいます。香り付き製品に含まれる化学物質が原因で、頭痛や吐き気などの症状が現れることがあります。たとえば「ラベンダーの香り」とあっても、それは天然の香りに似せて石油から作った合成香料であることがほとんどです。

　「香害」とも言われますが、香り付き製品のにおいで体調をくずす人がいます。消したい体のにおいより、その香りに困る人がまわりにいることを知っておいてください。

✎ メモ

消臭剤

特定のにおいを、化学的に除いたりやわらげたりするもの。

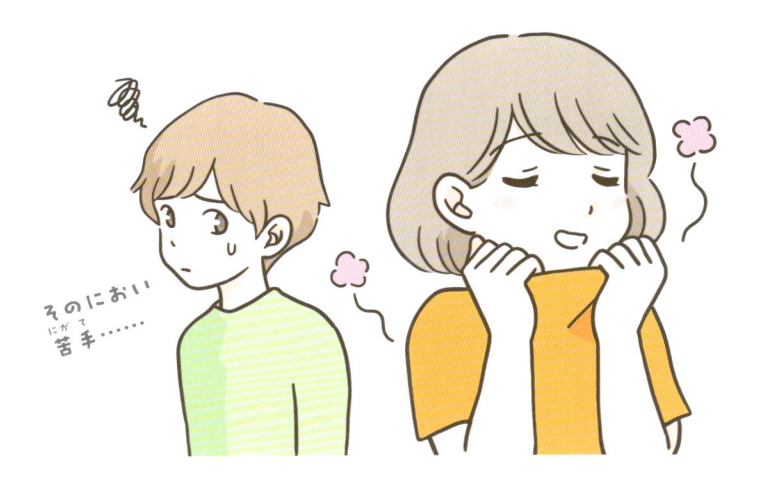

その においが
苦手……

コラム

香りの化粧品、香水

○ 香水は、香りのもとになるさまざまな香料をアルコールに溶かしたもの。香りを楽しむための化粧品として、16世紀末頃に作られた。つけた人の体臭と混ざり合って、時間の経過とともに香りが変化する。香りの強さや種類によっては、まわりの人の迷惑になることも。ボディミストやヘアフレグランスなどもつけ過ぎに注意！

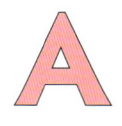 Q19 汗とはちがうにおいがあるのはなぜ？

A　足の裏、頭、わきの下などは、独特のにおいがあります。それぞれ、においのもとがちがうためです。においの原因を知って、自分に合った方法でケアすれば安心できますね。

　また、皮ふや体の病気が原因でにおいが出ることもあります。どうしても心配になったら、皮ふ科などで相談してみましょう。

いろいろなにおいのもと

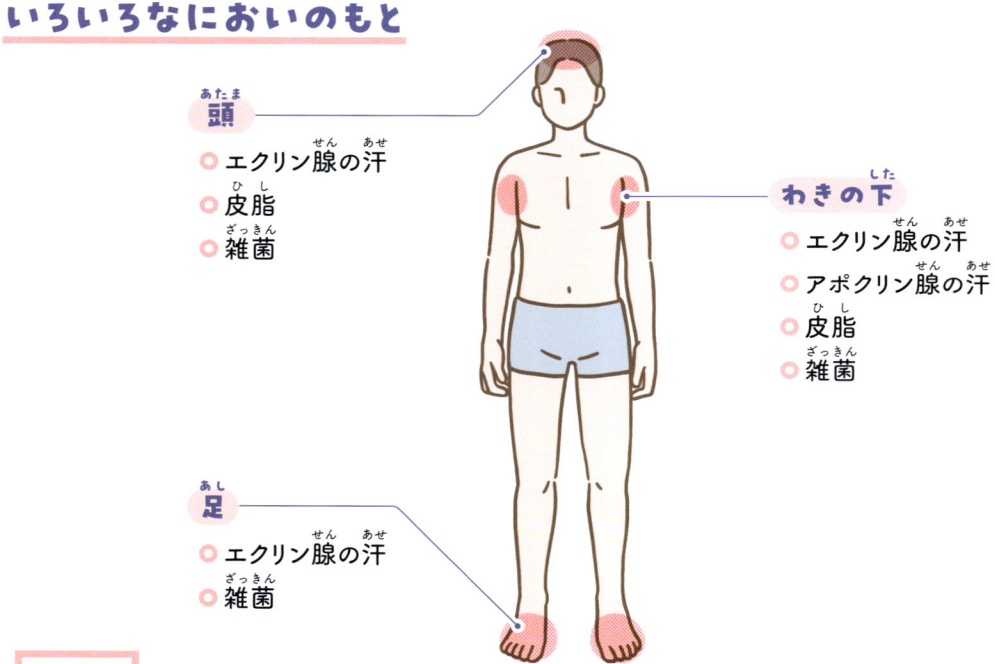

頭
- エクリン腺の汗
- 皮脂
- 雑菌

わきの下
- エクリン腺の汗
- アポクリン腺の汗
- 皮脂
- 雑菌

足
- エクリン腺の汗
- 雑菌

コラム

病気が原因のにおい

- 糖尿病や肝臓の病気、腎臓の病気でにおいが生じることがある。隠れた病気が見つかるかもしれない。また、皮脂が多くなって炎症を起こす脂漏性皮ふ炎も、あぶらっぽいにおいがする。

気にし過ぎて、実際にはにおいがないのに自分がにおっていると思い込んでしまう「自臭症」という心の病気もあります

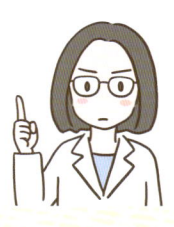

Q20 頭のにおいのもとは何？

A 頭皮はホルモンの働きがさかんで、皮脂が多く出ます。皮脂やフケ[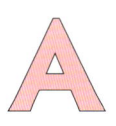]が雑菌と反応してにおいが発生します。

また、髪はまわりのにおいがつきやすいので、いろいろなにおいが混ざっていることもあります。

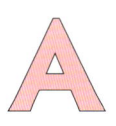

📝 **メモ**

フケ
頭皮が古いものから新しいものに入れかわる際、はがれ落ちたアカのようなもの。

Q21 こまめなシャンプーでにおいは防げるの？

A 1日に何度もシャンプーするのは逆効果。必要な皮脂まで取り除いてしまい、乾燥してフケが増えたり、不足した皮脂を補おうと分泌がさかんになったりして、においのもとになってしまいます。

シャンプー後、そのままにしていると頭皮に雑菌が増えます。短い髪の人も、しっかり乾燥させましょう。

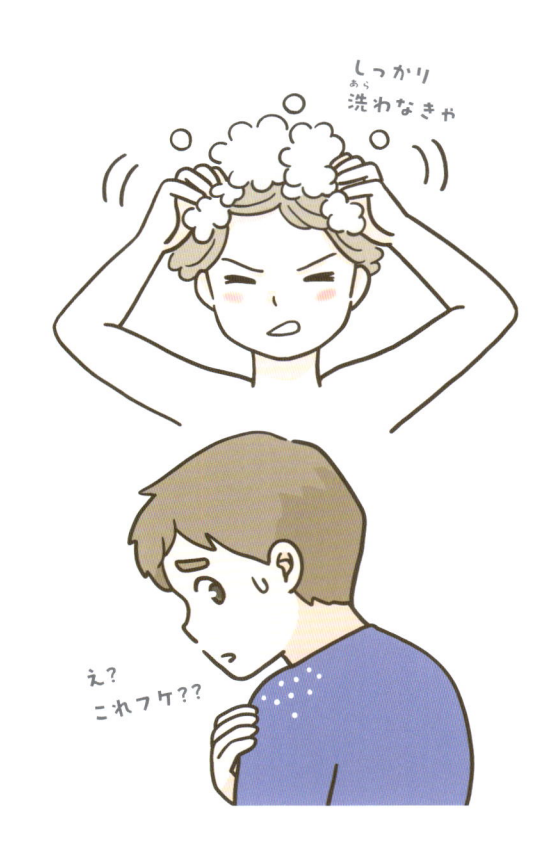

しっかり洗わなきゃ

え？これフケ？？

Q22 わきの下のにおいのもとは何？

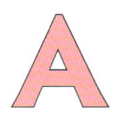

A わきの下はアポクリン腺が多く、においのある汗をたくさんかきます。その汗が、皮脂や皮ふ表面にいる細菌と反応して、独特のすっぱいにおいが発生します。

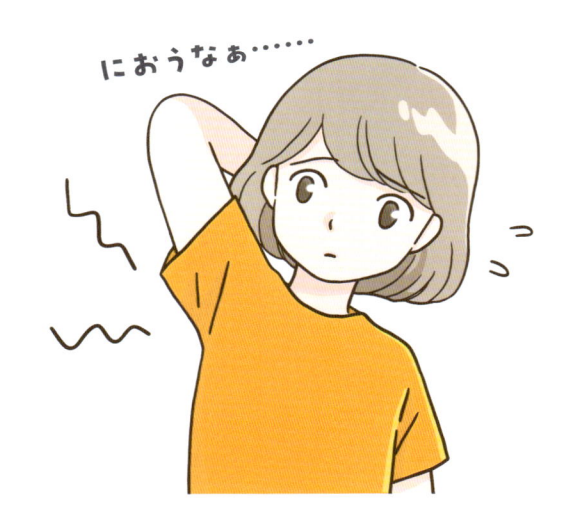

におうなぁ……

Q23 わきの下のにおいを防ぐには？

A わきに細菌が増えないように、清潔にしておきましょう。わき毛を処理すると、蒸れにくくなります。制汗剤を使うのもよいですが、長時間使用すると乾燥して皮脂が増えたり、毛穴がふさがれて細菌が増えたりして逆効果。また、制汗剤の香りと体臭が混ざって、さらににおいがきつくなることもあるので気を付けて！
　強いにおいは**腋臭症（ワキガ）**[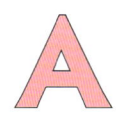]の場合があります。どうしても気になったら医師に相談しましょう。

📝 メモ

腋臭症（ワキガ）
わきの下で強いにおいが発生する。ほかに症状はない。

コラム

腋臭症（ワキガ）は治せる？

○特効薬はなく、クリニックでは汗や細菌をおさえるぬり薬や飲み薬で対処する。重度の場合はアポクリン腺を切除する手術を行う。

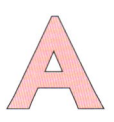

Q24 足の裏のにおいのもとは何？

A 足の裏には、エクリン腺が多く集まっています。汗ににおいはありませんが、くつやくつ下で蒸れやすいことがにおいの原因のひとつです。

また角質層[]が厚いので雑菌が多く、蒸れた汗に反応して独特のにおいになります。

> 📝 **メモ**
>
> **角質層**
> 肌のもっとも外側にある層。うるおいを保ち、外からの刺激が体に入るのを防ぐなどの機能を持つ。

Q25 足のにおいはどうすればいい？

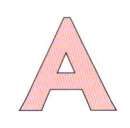

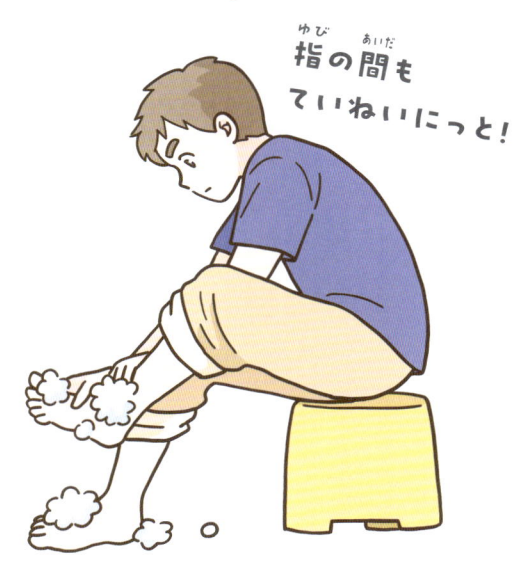

指の間もていねいにっと！

A こまめに洗いましょう。ぬるま湯を使って足を十分にぬらし、薬用石けん[📝]をよくあわ立ててから洗います。足の指の間や爪の間など汚れがたまりやすい部分を重点的に。

洗ったあとはしっかりと水やお湯で流し、乾いたタオルで足をきれいにふきます。足の指や爪の間に汚れや湿気が残った状態は細菌の繁殖につながるので、乾いた状態を保つことが足のにおい予防になります。

> 📝 **メモ**
>
> **薬用石けん**
> 殺菌、消毒などの有効成分が含まれているせっけん。

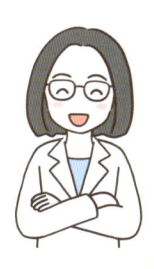

くつを干す、くつ下をかえる、サイズの合ったくつをはくことも、におい防止になりますよ

Q26 くつや服のにおいはどうしたらいい?

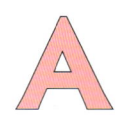

A　汗を多くかくスポーツで使うユニフォームやシューズは、使う前に除菌消臭スプレーを吹きかけておきます。シューズの中敷きは、除菌シートでこまめにふくとよいでしょう。2足を交代にはくようにするのも効果的です。普段はいているくつも、同じようにすればにおいは弱くなります。

　服についたにおいは、重曹[✎]や漂白剤を使ったつけ置き洗いをしたり、なべに入れて煮沸することで、ある程度取り除くことができます。家族に相談しながら試してみてください。

✎ メモ

重曹

化学名は炭酸水素ナトリウム。弱アルカリ性の白い粉末。皮脂を分解する働きがあり、消臭殺菌効果や漂白効果もある。

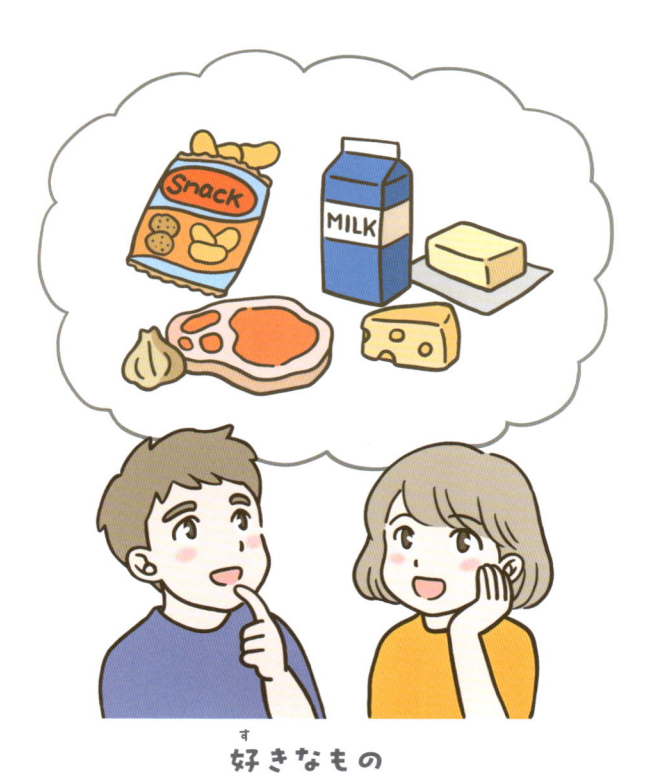

好きなものばかりだな……

コラム

食べ物やストレスでにおいが強くなる

○ 肉や動物性脂肪、ニンニクが多い食事は、体内でにおいの原因となる物質を作り、皮脂の分泌も増え、においが強くなる。野菜や魚の多い食事にすると、においは弱くなる。また、ストレスを感じると、独特のにおいが発生することがある。

○ バランスのよい食事を続け、しっかり睡眠をとってストレスをためないような生活を送ることが、におい防止につながる。

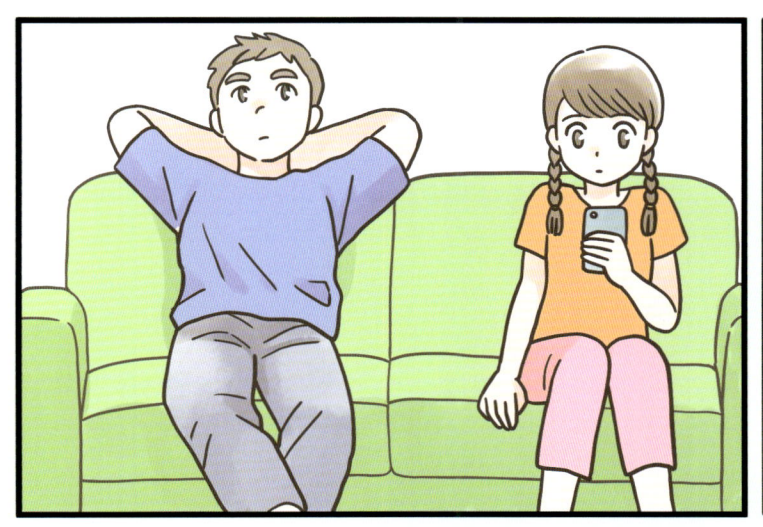

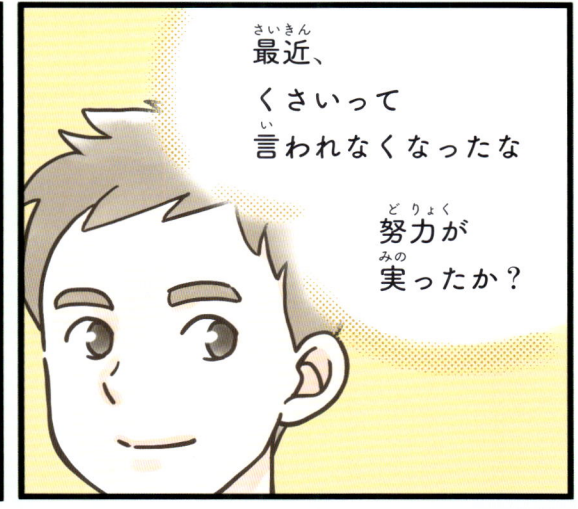

最近、
くさいって
言われなくなったな

努力が
実ったか？

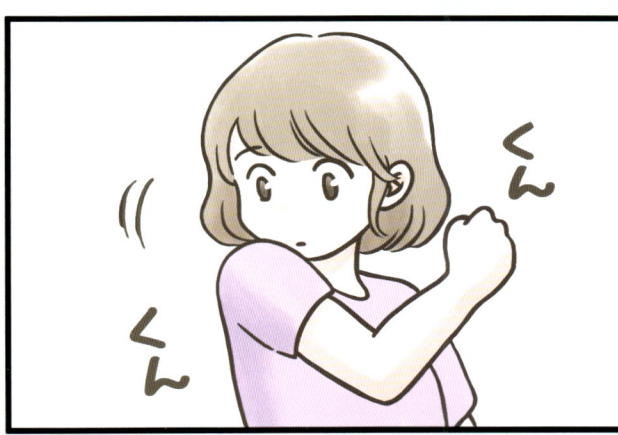

くん
くん

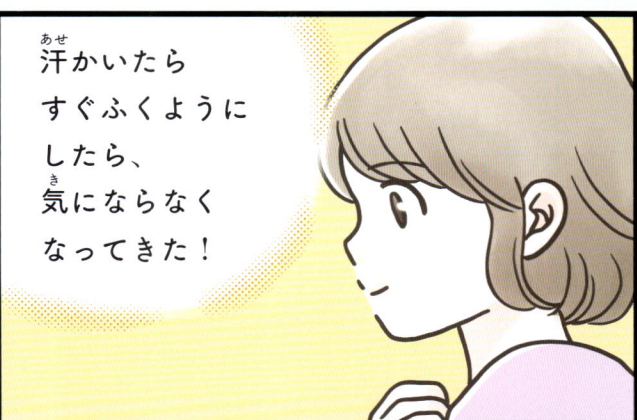

汗かいたら
すぐふくように
したら、
気にならなく
なってきた！

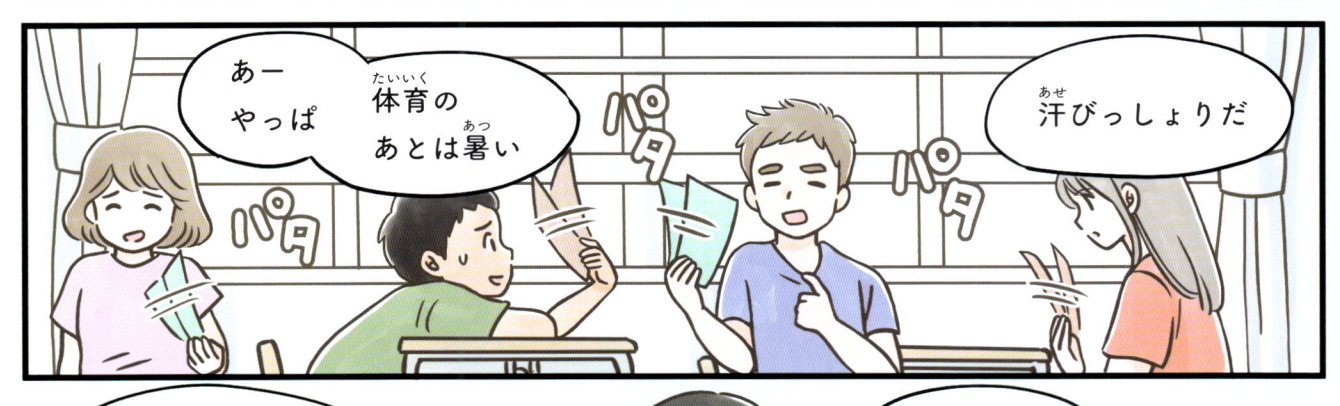

あー
やっぱ
体育の
あとは暑い

パタ
パタ

汗びっしょりだ

体臭は誰にでも
あります。
自分だけが気にして
いることも……

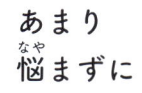

あまり
悩まずに

まずは清潔を
心がけましょう！

気を付けよう！
購入・契約のトラブル

　除毛剤の購入や脱毛の契約に関するさまざまなトラブルが起こっています。

　魅力的な広告や情報に接すると、すぐに動き出したくなるかもしれませんが、あわてないように！　トラブルをさけるためには、落ちついていろいろな情報を集めたり、いくつかの業者を比べたり、家族といっしょによく調べるようにしましょう。

トラブル例

> SNSを見て買った除毛クリームが定期購入だった。使用すると肌が荒れたので解約を申し出ると、5回購入が条件だと断られた。

> 通販で除毛クリームを購入し使ったら発疹が出た。医師から除毛剤が原因と言われ販売会社に伝えたが解約に応じてもらえない。

> SNS広告で脱毛のお試し1,980円という広告を見て、エステティックサロンに出向いた。施術後、担当者から「回数が少ないとあまり効果がない」と言われ、全身脱毛30回コースを勧められた。高すぎて払えないと感じ、契約はできないと伝えたが、本日限りのお得なプランだと言われ引き留められて、結局契約してしまった。

> 広告や契約時の説明などで「通い放題」「期間・回数無制限」と言われていたのに、実際にはいつ連絡をしても予約が埋まっていて、思うように施術が受けられない。

＊国民生活センターに寄せられた相談より

◉ 国民生活センター……消費者トラブルを解決することを目的とした国の機関

相談窓口
消費者ホットライン（局番なし）188

さくいん

みなさんへ

　顔や体は、ひとりひとりちがいます。見た目について誰かと比べたり、よくわからない情報にまどわされたりして思い悩むより、自分らしさを大切に！
　また、見た目で人を判断したり、口にしたりするのはやめましょう。悪気がなくても、傷つく人がいることを心にとめておいてください。

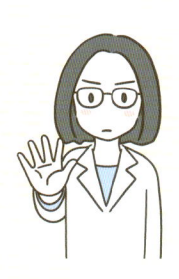

監修
小西真絢［こにし・まあや］
◎巣鴨千石皮ふ科 院長／日本皮膚科学会認定 専門医

文
秋山浩子
マンガ・イラスト
藤本たみこ
デザイン
小沼宏之［Gibbon］

美容の落とし穴に注意！
子どもの体毛ケア・においケア

2024年12月　初版第1刷発行

監修—————小西真絢
文—————秋山浩子
マンガ・イラスト—藤本たみこ
発行者—————三谷光
発行所—————株式会社汐文社
　　　　　　　〒102-0071　東京都千代田区富士見1-6-1
　　　　　　　TEL 03-6862-5200 ｜ FAX 03-6862-5202
　　　　　　　https://www.choubunsha.com/
印刷—————新星社西川印刷株式会社
製本—————東京美術紙工協業組合

ISBN 978-4-8113-3184-3